AF385288

DU DÉLIRE

FIÈVRE TYPHOÏDE

PAR

Edmond THUET,

Docteur en médecine de la Faculté de Paris,
Aide-major stagiaire au Val-de-Grâce,

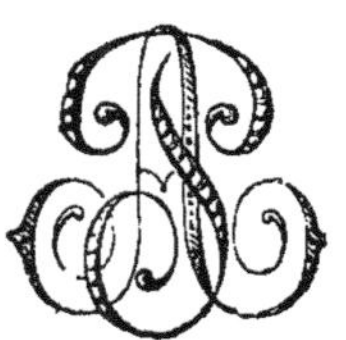

PARIS

A. PARENT, IMPRIMEUR DE LA FACULTÉ DE MÉDECINE

31, RUE MONSIEUR-LE-PRINCE, 31

1876

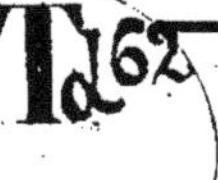

DU DÉLIRE

DANS LA

FIÈVRE TYPHOÏDE

PAR

Edmond THUET,

Docteur en médecine de la Faculté de Paris,
Aide-major stagiaire au Val-de-Grâce,

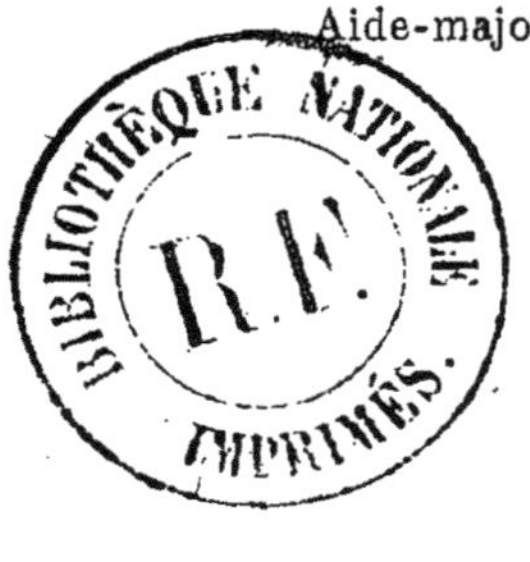

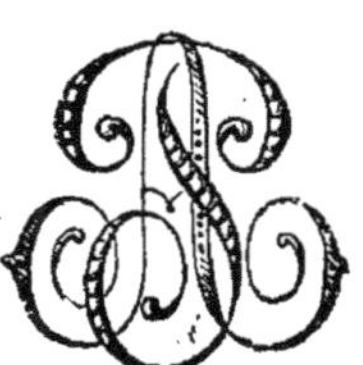

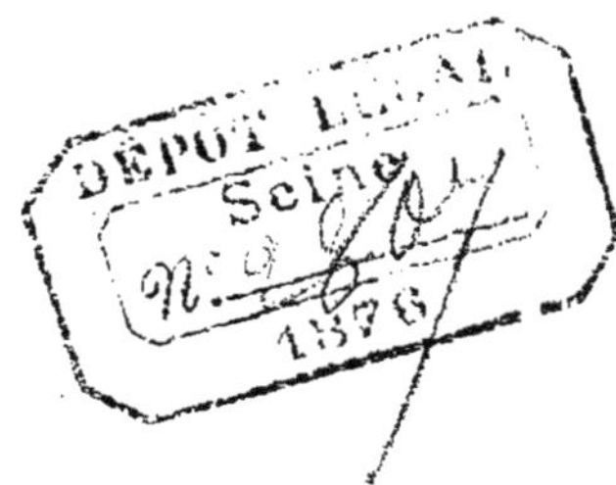

PARIS

A. PARENT, IMPRIMEUR DE LA FACULTÉ DE MÉDECINE

34, RUE MONSIEUR-LE-PRINCE, 34

—

1876

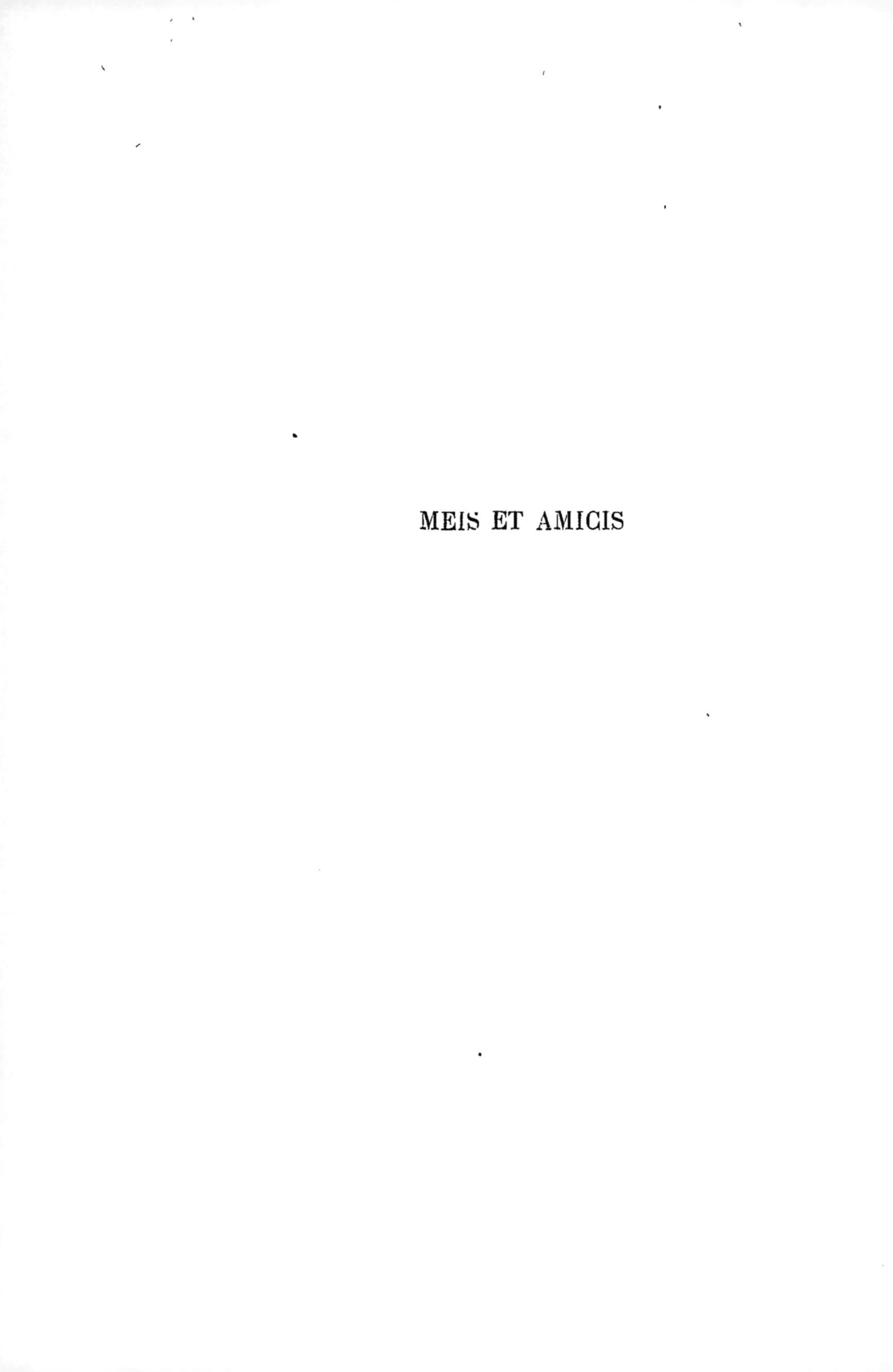

MEIS ET AMICIS

DU DÉLIRE

FIÈVRE TYPHOÏDE

INTRODUCTION

Sur les conseils de notré maître, M. le professeur Lereboulet, nous avons choisi pour sujet de thèse « du délire dans la fièvre typhoïde. » Ce sujet nous a d'autant mieux convenu que notre attention avait déjà été fixée sur ce symptôme, voici en quelles circonstances :

Pendant nos vacances, nous avons été appelé auprès d'une personne atteinte de fièvre typhoïde. Vu l'absence de médecin dans la localité, nous avons nous-même donné les soins à la malade. Ce fut une fièvre typhoïde ordinaire avec un délire léger qui commença au premier septénaire et disparut à la fin du second. Vers la fin du troisième septénaire le délire reparut et même il était plus intense que la première fois, ce qui ne manqua pas de nous inquiéter. Nous cherchâmes quelle pouvait être la nature de ce délire, et sur le diagnostic d'un délire par anémie que nous avons porté, nous administrâmes des toniques et bientôt le délire disparut.

Le délire dans la fièvre typhoïde peut-il donc avoir plusieurs origines ?

Le traitement varie-t-il suivant la cause de ce délire ?

Voilà les questions que nous cherchons à développer.

Nous étudierons successivement, dans un premier chapitre, la pathogénie du délire dans la dothiénentérie.

Dans un second chapitre, nous parlerons de sa symptomatologie.

Dans un troisième et quatrième chapitre, nous en traiterons le diagnostic et le pronostic.

Enfin dans un cinquième et dernier chapitre, nous indiquerons le traitement qui est propre aux divers délires, traitement qui sera fondé sur la pathogénie de ce symptôme.

I.

PATHOGÉNIE DU DÉLIRE DANS LA FIÈVRE TYPHOÏDE.

Le délire qui survient dans le cours d'une fièvre typhoïde est, comme dans toute autre affection, le résultat d'une excitation de la cellule nerveuse, à la condition toutefois que cette excitation soit capable de faire perdre à la cellule son autonomie.

Ce changement dans l'équilibre des éléments peut être réalisé par des accidents différents ou même opposés, qu'on peut réduire à trois : une action de nutrition, une action de contact et une action d'irradiation nerveuse.

C'est par leur influence sur la nutrition des cellules qu'agissent l'inanition, l'anémie, l'hyperémie ; on ne peut invoquer l'effet d'une pression plus forte ou plus faible, car les variations de pression, si elles existent, se traduisent non par du délire, mais par de la céphalalgie.

Le délire survient par action de contact, lorsque l'élément nerveux est modifié par des substances qui agissent sur lui. Ainsi en est-il du virus typhique de l'alcool, des principes de l'urine dans l'urémie : ces substances imprégnent les cellules, agissent sur elles d'une manière capable de produire des effets nouveaux. Enfin, il y a action par irradiation nerveuse, toutes les fois que d'un point quelconque de l'organisme partent des excitations qui arrivent jusqu'aux couches corticales ; ce point peut être plus ou moins éloigné, plus ou moins rapproché : ainsi, dans la méningo-encéphalite, les irritations viennent soit des membranes du cerveau, soit des centres gris envahis.

Le délire qui survient dans le cours d'une fièvre typhoïde, reconnaît pour causes soit la fièvre typhoïde elle-même, soit quelque complication venant à un moment donné s'ajouter à cette affection.

Comment la fièvre typhoïde par elle seule, produit-elle le délire ? Elle le produit par le poison fébrile qni est le résultat de l'altération du sang et de l'action longtemps prolongée d'une haute température.

Quelles sont les complications qui peuvent survenir dans la fièvre typhoïde et devenir cause de délire? Ces

complications sont nombreuses et nous nous conten-
terons de signaler les principales : ce sont la méningite, l'anémie, l'alcoolisme , l'urémie , ajoutons la
pneumonie, la pleuro-pneumonie, toutes les inflammations franches des divers appareils.

Mais donnons quelques détails sur l'élévation de
la température, l'intoxication du sang, la méningo-
encéphalite, l'anémie. l'alcoolisme, l'urémie ; les auteurs sont loin d'être d'accord sur l'influence de ces
causes dans la production du délire, aussi n'ignorons-
nous pas la difficulté de notre travail, mais cette difficulté même sera pour nous une recommandation à
la bienveillance de nos juges.

Augmentation de la température. — L'élévation de la
chaleur correspond elle-même à l'intensité de la dé-
composition fébrile qui frappe les organes, la cellule
nerveuse comme les autres ; elle est de plus la mesure
de la température du sang, da la rapidité de la circu-
lation et de la quantité des éléments éliminatoires
chariés par lui. Nous comprenons que dès lors, le
système nerveux en subisse les conséquences. Ce que
la physiologie enseigne, le thermomètre clinique le
démontre : c'est avec l'élévation de la température
que monte l'excitation nerveuse, c'est avec son maxi-
mum que coïncident l'insomnie et le délire, c'est avec
la défervescence qu'arrive le calme, que se rétablit
l'équilibre intellectuel, et c'est par des moyens antica-
loriques que ces résultats s'obtiennent directement.
Il faut cependant pour cela que cette élévation de la
température soit rapide et durable,

Cette observation n'exclut pas la part des idiosyncrasies des tempéraments, ni surtout l'action du virus typhique comme agent intoxicant et concourant à la production des troubles cérébraux.

Ainsi l'influence des hautes températures est selon nous à prendre en grande considération dans la production du délire : cette influence est certaine, mensurable et en même temps féconde en indications thérapeutiques.

Intoxication du sang. — Pour certains auteurs l'essence de la fièvre typhoïde consiste en une intoxication du sang, ponr d'autres ce serait une maladie de l'intestin, d'autres enfin considèrent cette maladie comme une maladie des organes lymphoïdes.

Nous ne discuterons pas ces opinions; pour nous il est un fait certain, c'est que le sang est altéré.

En effet, comme dans toutes les maladies infectieuses, MM. Coze et Feltz ont trouvé dans la dothiénentérie une altération des globules rouges du sang et de nombreuses bactéries et peut-être avec les progrès du microscope, les découvertes seront-elles à ce sujet plus concluantes encore.

Cette intoxication du sang est elle une cause de délire ?

Non-seulement l'intégrité du cerveau est une des conditions de l'exercice de la pensée, mais l'état du sang doit être mis sur la même ligne, car c'est le sang qui, par ses propriétés vivifiantes permet au cerveau de fonctionner normalement. Mais la seule modification du sang dans l'un de ses éléments suffit-elle à la production du délire ?

Évidemment non, car il y a des maladies nombreuses où l'on a constaté quelque altération du sang sans que ce symptôme se fût manifesté : Le scorbut est de ce nombre.

Aussi n'est-ce pas à une altération simple du sang que nous croyons pouvoir rattacher le délire, mais à une altération particulière à cette maladie dont le mode d'action ne nous est pas suffisament connu, en un mot, à la condition d'altération, il faut ajouter celle de la spécificité.

Meningo-encéphalite.. — Piedagnel qui, le premier, signala la complication méningitique dans la fièvre typhoïde, en fit la cause de tous les délires dans cette affection.

Il se trompa complètement en prenant pour un fait constant et général, ce qui n'est vraiment qu'un fait exceptionnel.

Sans doute, quand on est en présence de ces fièvres typhoïdes à forme cérébrale, dans lesquelles les accidents cérébraux dominent tout et rendent l'affection, au point de vue symptomatique, analogue à la méningite, dans ces cas on pourrait être embarrassé. Comment admettre qu'un ensemble de symptômes, ressemblant à ceux de la méningite d'une façon parfaite, n'ait rien de commun avec elle ? Ne serait-on pas tenté de se ranger de l'avis de Pinel, qui, dans les cas de fièvre typhoïde à forme ataxique, concluait en faveur de la méningite ? Ici nous touchons une question difficile et sur laquelle les auteurs sont loin d'être d'accord. « Comment admettre, dit M. Chedevergne (1) qu'une telle ressemblance symptômatique

(1) Chedevergne, th. de Paris.

corresponde à des caractères anatomiques très-dis-
semblables. Alors ouvrez le crâne, et si des deux côtés
vous trouvez la même lésion, prétendez-vous qu'elle
ne reconnaisse pas la même cause. » Là est toute la
question : les recherches anatomiques indiquent-elles
que constamment ces cas s'accompagnent de lésions
et que ces lésions soient réellement celles de la méningite ? C'est en se basant sur des faits anatomiques que
Louis et Andral ont déclaré que même, dans les cas
graves, il n'y avait généralement pas de lésions cérébrales appréciables du moins ; quand il y en a, elles
sont plutôt le fait de l'agonie et de l'infiltration cadavérique que le résultat d'une inflammation franche.
Comme on le voit, la question est encore à l'étude et
il est bien difficile d'exclure un avis pour adopter
l'autre.

Tout en admettant avec Louis et Andral la rareté
des lésions inflammatoires encéphaliques, il est néanmoins pour nous un fait avéré que ces lésions existent
quelquefois : la science possède à ce sujet de nombreuses observations avec autopsies concluantes. Ces
lésions une fois admises, la question est aussitôt ré-
solue en ce qui concerne leur influence sur la production du délire, car la méningite est essentiellement
une maladie à délire.

Anémie. — Il arrive souvent dans la fièvre typhoïde,
surtout à une période avancée de cette affection ou
dans la convalescence, que des malades soient pris
d'un délire qui ne peut être expliqué ni par une méningite, ni par une autre complication. Ce délire survenant ordinairement à un moment où les symptômes

de la fièvre typhoïde tendent à disparaître, où la fièvre est médiocre ou normale, le pouls peu fréquent, mais petit, ce délire à quoi faut-il l'attribuer? On pourrait croire que l'on a affaire à une lésion de l'encéphale analogue à celle dont Piédagnel a reconnu l'existence dans un certain nombre de cas, lésion cérébrale consécutive à une irritation, à une inflammation subaiguë de la pie-mère et de la substance grise, et comparable à ce que l'on rencontre, en quelques circonstances, chez les individus succombant à la paralysie générale. Piédagnel suppose que c'est la persistance de cette inflammation, superficielle d'ailleurs, qui cause le délire des convalescents de la fièvre typhoïde. Nous ne contestons pas absolument l'opinion de Piédagnel; mais si quelquefois le délire est dû à la cause que lui assigne ce médecin, dans la majorité des cas, il n'en est pas ainsi. Et alors, les troubles de l'intelligence ne dépendent-ils pas plutôt de l'état d'inanition dans lequel se trouve le malade? Ce délire ne pourrait-il pas être dû à ce que l'individu ayant été épuisé par des pertes de sang considérables, ou par une diète trop rigoureuse, le cerveau se trouve privé de son excitant naturel, le sang.

Le fait deviendra pour nous d'une évidence complète quand nous aurons vu que ces délires tardifs guérissent promptement en soumettant le malade à un traitement tonique.

Alcoolisme. — Depuis longtemps, on a remarqué les fâcheux effets des boissons excitantes sur les individus qui, adonnés à leur usage, sont pris de quelque maladie accidentelle. « Qu'un individu qui abuse de l'alcool, et qui est déjà affecté de cet alcoolisme latent qui ne se manifeste encore par aucun symptôme, mais qui ne demande qu'une cause occasionnelle pour éclater, que cet individu ainsi saturé, soit pris d'une maladie aigu, alors l'alcoolisme fait explosion, et il jette dans la balance le redoutable appoint de son délire imprévu, et d'une ataxie disproportionnée. (Trousseau).

Ce délire existe dans la fièvre typhoïde comme dans les autres affections aiguës. Mais pourquoi l'explosion de ce délire? Il résulte de la privation, d'un stimulant habituel, et ce stimulant est l'alcool : la cellule nerveuse habituée de longue date à ce stimulant qui est devenu pour elle une condition de fonctionnement, s'en trouvant subitement privé, en même temps qu'elle reçoit la première impression d'un virus qui, par lui seul, a déjà pour effet d'entraver le fonctionnement régulier de l'élément nerveux, quoi d'étonnant, si dans de telles conditions nous voyons éclater un délire?

Urémie. — Peter a attiré l'attention des médecins sur la pathogénie de certains délires dans le cours de la dothiénentérie, délires qu'on croit trop facilement être purement nerveux, et qui ne sont dus qu'à une urémie consécutive à une albuminurie intense.

En effet, comme le dit Griesinger, dans la dothiénentérie, il peut survenir des lésions rénales qui ne se maintiennent pas à une hyperémie des reins, mais qui peuvent aller jusqu'aux lésions du mal de Bright aigu. Dans ce cas, le sang ne pouvant plus se débarrasser des produits usés de la nutrition, ces produits s'accumulent dans le liquide nourricier, intoxiquent le sang et deviennent une cause puissante de délire.

Autres complications. — La pneumonie, la péripneumonie, les inflammations des divers appareils etc., survenant comme complication dans la fièvre typhoïde, peuvent être le point de départ d'accidents nerveux. On a vu un délire sympatique se déclarer dans les cas de rétention d'urine, accident extrêmement fréquent dans la dothiénentérie à forme ataxique. Ce qui prouve que le délire est bien la conséquence de cet accident, c'est qu'il disparaît lorsque la vessie est vidée.

II

SYMPTOMATOLOGIE.

En faisant une description du délire dans la fièvre typhoïde, nous ne prétendons pas par là donner un élément de diagnostic de cette affection.

D'abord, le délire peut manquer dans cette maladie, et, quand il existe, il ne saurait en aucune manière faire reconnaître une fièvre typhoïde : il faut la réunion des autres symptômes pour poser le diagnostic, car le délire n'a rien de particulier et s'il se distingue en un point du délire des autres affections, c'est précisément en ce qu'il peut revêtir les formes les plus variées, et prendre une marche des plus insidieuses.

La cause de cette variété de formes tient à la diversité de ses origines, et nous concevons parfaitement que le délire qui surviendra à la fin de l'affection, chez un individu affaibli, ayant perdu du sang, différera complètement d'un délire survenant chez un individu dont ni l'affection morbide, ni le traitement n'auront encore diminué les forces ni atténué les réactions.

Quelquefois le délire débute brusquement ; mais beaucoup plus souvent il est précédé, au moins pendant quelques heures, par des symptômes qui indiquent un commencement de trouble cérébral et l'imminence du délire

Ces symptômes consistent en insomnie, cauchemars, hallucinations passagères, bourdonnements d'oreilles, vertiges ; ce sont aussi des changements dans le caractère et les sentiments, des susceptibilités inaccoutu·mées, une tendance générale à la stupeur ou à l'excitation.

Quand ces symptômes existent, ils vont en augmentant, jusqu'à ce qu'enfin le délire s'établisse définitivement.

Le délire peut être faible, ne consister qu'en rêvasseries auxquelles le malade se laisse aller lorsqu'il est seul ou qu'on ne s'occupe pas de lui ; dès qu'on lui parle, au contraire, il revient à lui, peut suivre la conversation, fixer son attention, apprécier les choses d'une façon assez raisonnable. Ces rêvasseries se montrent de préférence la nuit.

Le délire peut être plus accusé mais néanmoins conserver une attitude calme et tranquille ; le malade divague, il a des hallucinations, il entend des voix, aperçoit des fantômes, des animaux ; il marmotte sans cesse desparoles incohérentes; mais quelle que soit l'incoordination de ses idées, il reste toujours calme, c'est-à-dire que ses actes ne reflètent pas cette incoordination; le malade reste tranquille dans son lit, n'oppose pas de résistance à ceux qui le gardent. Ses mains sont animées de mouvements automatiques: tantôt ce sont de simples tressaillements, tantôt il entasse des draps, ses couvertures; semble détacher du duvet (carphologie, crocidisme).

Dans cet état, la sensibilité est souvent exaltée, une lumière un peu vive incommode le malade, un bruit léger l'irrite ; le goût, l'odorat, le tact offrent une finesse de perception qui ne leur est pas habituelle.

Au lieu du délire que nous venons de décrire et que l'on appelle délire doux, tranquille, le tableau peut se montrer sous un autre aspect. Ici le désordre porte sur toutes les fonctions cérébrales, sensibilité, intelligence, paroles, actions. Vous verrez le malade avec un facies spécial : au lieu de cette indifférence qu'il montrait tout à l'heure, le patient sera dans un état d'excitation indescriptible. Ses yeux sont rouges et brillants, la physionomie égarée et mobile, des mouvements convulsifs ou un rire sardonique agitent ses traits, ses pommettes sont rouges, sa bouche est sèche. Dans cet état, le malade pousse des cris, éprouve des hallucinations terrifiantes, se croit poursuivi par des ennemis, débite avec exaltation des discours décousus. Il se lève de son lit, court au hasard, sans vêtements, frappe, déchire, brise tout ce qui est à sa portée. Si on le maintient par des liens, il s'agite sur sa couche, fait rouler sa tête dans tous les sens, vocifère sans interruption. Ses sentiments affectifs et moraux sont également pervertis ; il ne reconnaît plus ni parents, ni amis, et rien ne saurait fixer son attention.

La sensibilité peut être complètement abolie ; on

peut à son aise pincer le malade sans qu'il manifeste la moindre douleur. (Foville, Dict. de Jac.)

Tel est le délire violent, furieux et quand ce délire se montre à son plus haut degré, nous avons ce que l'on appelle le délire maniaque qui est surtout propre à la forme ataxique de la fièvre typhoïde et que certains auteurs ont attribué à tort à une lésion inflammatoire des méninges cérébrales.

Entre ces deux extrêmes, le délire tranquille d'une part et le délire furieux d'autre part, nous trouvons tous les intermédiaires. Mais une forme que nous trouvons souvent et qui ne rentre pas dans ces variétés, c'est la forme comateuse; son nom indique déjà le genre de ce délire. Le malade est dans le décubitus dorsal, plongé dans un profond sommeil et ne donnant aucun signe de vie. Si à force de le tourmenter, on parvient à lui faire dire quelques paroles, on s'aperçoit qu'il ne répond pas à la question qu'on lui pose, que ses paroles n'ont pas de signification et que ses facultés mentales sont profondément troublées.

Sans essayer de décrire davantage les différentes formes de délire doux, tranquille, gai, triste, bruyant, furieux, maniaque, qui sont signalés dans la dothiénentérie, je rappellerai simplement un fait depuis longtemps connu, je veux parler de la propulsion au suicide et quelquefois au meurtre dans les cas de délire furieux. Bon nombre d'auteurs ont signalé des cas de ce genre dans lesquels le délire des idées était remplacé par un délire d'impulsion ayant succédé au premier.

Thuet

III

DIAGNOSTIC.

Quand on se trouve en face d'un typhique, il est en général facile de dire si le malade a du délire ou s'il n'en a pas, mais ce qu'il n'est pas toujours facile de diagnostiquer, et ce qui pourtant a, au point de vue du pronostic et du traitement, une importance capitale, c'est de savoir démêler la cause de ce délire.

Un délire ordinaire, par intoxication, délire propre à la fièvre typhoïde n'aura pas, au point de vue du pronostic, la même gravité qu'un délire par méningite ; un délire par excès de température ne se traitera pas de la même manière qu'un délire par anémie.

Quelles fautes ne commettrait pas souvent un médecin qui ignorerait la pathogénie de ces divers délires ou qui ne saurait la trouver ! Quelles conséquences aussi pour le malade !

Quelle que soit ordinairement la difficulté que l'on éprouve à trouver la cause d'un délire dans la fièvre typoïde, il est cependant des cas où l'on peut à peu près sûrement augurer pour telle ou telle cause.

Ce n'est pas dans la forme du délire seule qu'il faut chercher les éléments de diagnostic, car elle n'est pas déterminée uniquement par l'agent excitant. « La forme du délire est déterminée non par l'agent excitant, mais par l'état actuel de la cellule excitée. Que l'agent excitant producteur du délire soit l'anémie ou l'hyperémie, une méningite ou toute autre complication, peu importe, tout dépend de l'état statique antérieur de la cellule excitée qui manifestera son excitationsous une forme violente ou tranquille, gaie ou triste, selon que l'état habituel de la cellule sera tourné vers la joie ou la tristesse. » (Charpy).

Ce médecin est peut-être allé trop loin. Toujours est-il, et en cela nous sommes d'accord avec Charpy, que la forme du délire ne nous suffit pas pour porter notre diagnostic sur sa pathogénie. Il nous faut absolument le concours d'autres éléments, et ces éléments nous sont fournis par la température et par les autres symptômes qui accompagnent le délire.

Délire par intoxication. — On portera le diagnostic d'un délire par intoxication du sang, c'est-à-dire par élévation de la température et par altération typhique du sang quand la maladie se présentera avec les symptômes qui lui sont ordinaires, que la température sera de 39 à 40, que le délire présentera ce caractère de torpeur et d'indifférence qui lui est propre, et que la maladie sera en pleine évolution.

Posé dans de telles conditions, le diagnostic est en général facile, nous n'y insisterons pas, c'est la variété que nous observons tous les jours dans nos salles d'hôpitaux.

Malheureusement ce délire ne se présente pas toujours sous cet aspect. Prenons la forme ataxique de la fièvre typhoïde, cette forme où les troubles cérébraux sont à leur summum, où le délire est quelquefois maniaque. Ici la confusion serait facile et certainement si l'on n'avait pas pour se guider l'expérience de nombreux savants, on tomberait dans l'erreur où sont tombés grand nombre de médecins qui attribuaient toujours ce symptôme à une méningite.

Délire par méningite. — Nous ne reviendrons pas sur ce qui a été dit jusqu'ici au sujet de la méningite dans la diothiénentérie. Disons seulement que la méningite comme complication de cette affection est un fait rare mais qu'elle existe, que son délire est ordinairement furieux, que la température est très-élevée, qu'il peut exister des vomissements, des contractures, en un mot les symptômes de la méningite. Néanmoins son diagnostic est toujours extrêmement difficile, très-souvent impossible, car que de fièvres typhoïdes sans méningite où nous trouvons les symptômes énumérés ci-dessus ; température élevée, délire furieux, vomissements, etc. Nous disons plus, la méningite peut exister sans que ces phénomènes soient bien accentués, sans que le délire soit violent. Nous rapportons à ce sujet une observation qui a été recueillie dans le service de M. Gallard par notre ami E. Duvernois, interne des hôpitaux.

Obs. I. — Le nommé Curt (Joseph), âgé de 19 ans, entre à l'hôpital le 29 novembre 1872.

Il habite Paris depuis quinze mois et il s'est toujours bien porté. Il est malade depuis dix jours. Il y a huit jours il éprouva des frissons, du tremblement, une sensation de froid. Il se coucha et sur les conseils du médecin, il prit de l'au de Sedlitz.

Mercredi dernier, 20 novembre, il eut une épistaxis qui fut unique, de la diarrhée, 4 à 5 selles par jour. Le pouls est assez fréquent : 92, la température est élevée, la langue collante, des traces blanchâtres sur les parties latérales.

La pression de la fosse iliaque droite produit de la

douleur sans gargouillements. On aperçoit sur le bas ventre quelques taches rosées lenticulaires.

On entend quelques râles dans la poitrine.

Le malade ne présente pas de stupeur et la fièvre typhoïde, en face de laquelle nous nous trouvons, ne paraît pas devoir être grave.

30 novembre. La nuit a été assez bonne ; le malade a dormi mais il a un peu toussé, la langue est humide les lèvres sèches. Céphalalgie, bourdonnements d'oreilles.

Le pouls est à 96 ; température, 40°,8.

1 Décembre. Le malade a déliré depuis hier matin ; cet état a continué toute la nuit. Il a voulu se lever plusieurs fois. Ce matin il est un peu mieux, mais il continue à rêvasser.

Douleur dans la fosse iliaque droite. Tension exagérée du ventre. Céphalalgie, soif intense, langue sèche, les dents commencent à être fuligineuses.

Le pouls : 96. Température 40,7.

Le 2. Le malade est toujours dans les rêvasseries. L'état général est moins bon. Peau sèche. Légères épistaxis. Ventre tendu.

Le pouls : 100. Température 39,6.

Le 3. Le malade a encore déliré toute la nuit. Ce matin il répond aux questions qu'on lui pose mais il rêvasse encore. Il a de la diarrhée et salit tout sous lui. Il dit ne plus avoir mal au ventre ; les taches lenticulaires ont augmenté. Langue sèche au milieu, collante sur les côtés ; dents fuligineuses.

Pouls : 112. Température 40,1, le matin.

Râles sous crépitants dans toute la poitrine.

On prescrit un julep avec 0,03 cges d'ext. thébaïque.

Lavement avec eau de chaux et teinture de camo
mille. Macération de q. q.

Le soir sueurs froides, dyspnée considérable. Délire.
Pouls : 120. Température 40,8.

Le malade meurt le 4 décembre à 1 heure du matin.

Autopsie. — L'autopsie a été faite le 5 décembre.

Rigidité cadavérique très-marquée, coloration rou-
geâtre de toutes les parties déclives. Les muscles sont
secs et pâles.

La face convexe du cerveau à droite et à gauche
présente un épaississement des méninges avec une
coloration blanchâtre opaline. Les méninges adhèrent
en divers endroits au tissu cérébral et sous l'arach-
noïde, nous trouvons une sérosité opaque, d'aspect
purulent.

Délire par anémie. — Ce délire qu'il est si impor-
tant de diagnostiquer se reconnaît à sa forme, à l'é-
poque de son apparition et aux phénomènes concomi-
tants. Le délire est calme, tranquille, accompagné
d'hallucinations ; il est demi-conscient. Mais ne
croyons pas qu'il en soit toujours ainsi. En effet, les
hallucinations peuvent être causes d'impulsions et le
délire peut devenir agité, violent.

A quelle époque d'une fièvre typhoïde peut-on com-
mencer à redouter l'inanition? Nous ne croyons pas
qu'on puisse le déterminer d'une manière absolue,
bien que les remarquables travaux qui, dans ces der-
nières années, ont eu pour objet l'étude de la consomption fébrile nous aient fourni, à cet égard, des indications théoriques fort précieuses. A en juger par la

quantité d'azote excrétée par l'urine, 500 gr. environ d'albumine seraient consommés en un jour de fièvre. Mais la quantité d'albumine disponible varie d'un sujet à un autre, et il est impossible de la fixer.

Ce qu'il est permis de dire, en se fondant seulement sur l'observation, c'est que les symptômes d'inanition peuvent se manifester dès le 20ᵉ jour si le malade a été soumis à une diète rigoureuse.

Mais si le malade, au début ou dans le cours de son affection a éprouvé des pertes sanguines considérables, pertes sanguines qui sont si fréquentes dans la fièvre typhoïde, alors nous ne pouvons plus fixer même de limite approximative.

La température et l'état du pouls sont aussi d'un puissant secours pour le diagnostic : la température sera relativement basse, quelquefois normale, et le pouls petit, faible, irrégulier souvent, jamais bien fréquent.

Enfin il ne reste plus qu'à prendre en considération l'état général du malade, son état d'amaigrissement les pertes de sang subies, la durée de la maladie, etc.

Obs. II. — Le 20 septembre 1875 nous fûmes appelé auprès d'une malade, Marie G...., âgée de 33 ans. Nous apprîmes que la maladie datait de cinq jours et qu'elle s'était annoncée par du frisson, de la céphalalgie, courbature, bourdonnements d'oreilles, vertiges, fatigue extrême. Il y avait eu de l'épistaxis, des nausées, inaptitude générale.

Ces symptômes allèrent en s'aggravant jusqu'au 20 septembre, époque où nous vîmes la malade pour la première fois. Nous la trouvons dans l'état suivant :

La face est vultueuse, rouge ; la langue recouverte d'un épais enduit blanchâtre. Inappétence. Diarrhée, quatre à cinq selles par jour.

Sur l'abdomen nous trouvons un petit nombre de taches rosées lenticulaires. En pressant sur la fosse iliaque droite nous produisons du gargouillement, mais la malade manifeste très-peu de douleur à cette pression. Par contre elle se plaint de crampes douloureuses dans les mollets et d'une céphalalgie intense.

La peau est sèche et chaude, le pouls est fréquent : 90 pulsations.

A l'auscultetion nous entendons dans la poitrine de nombreux râles sibilants, pas de sons crépitants Nous prescrivons à la malade un purgatif au sulfate de soude et de la tisane.

Le 21. Les symptômes sont les mêmes que la veille, la douleur de tête est insupportable. Pouls 95. La nuit a été plus agitée. Compresses froides sur la tête.

Le 22. Nous trouvons la malade plongée dans des rêvasseries, elle a un délire léger et tranquille dont on la tire facilement. Pendant la nuit elle avait déliré d'une manière continue et elle était agitée. Son ventre est très-tendu, la douleur dans la fosse iliaque droite est plus accusée, il y a du gargouillement abondant en cet endroit. La langue sèche, blanche au milieu, rouge sur les bords. Bouche sèche et mauvaise.

Pouls à 98 pulsations.

Dans la poitrine des râles nombreux.

Nous prescrivons une potion avec 1 gramme d'ammoniaque.

Deux lavements par jour avec une infusion de camomille. Tisane et bouillons.

Les 23, 24, 25, 26 et 27. Les symptômes changent très-peu, la malade est dans la prostration, mais pas d'autres phénomènes alarmants; les dents et les narines sont fuligineuses.

Le 28. La malade va mieux, elle répond assez nettement aux questions qu'on lui pose. La diarrhée continue, tous les symptômes de la fièvre sont encore présents, mais l'état général est amélioré.

Dans ls poitrine nous constatons de nombreux râles humides cause de dyspnée. Pouls à 95 pulsations. Nous prescrivons une potion kermétisée.

Les 29, 30. L'amélioration continue légèrement, la malade elle-même se dit mieux à son aise, mais elle continue à avoir des douleurs dans les jambes, des nausées. Inappétence. Bouillon.

Le 1 octobre. La malade est dans le délire. Ce délire avait commencé pendant la nuit ; il consiste en rêvasseries, en hallucinations ; la patiente ne reconnaît pas les personnes qui lui parlent, mais en fixant bien son attention elle revient de son erreur, mais bientôt elle recommence à marmotter des paroles inintelligibles.

Ajoutez à cela que les symptômes de la maladie ne sont plus très-accentués, la peau quoique sèche n'est pas très-chaude et le pouls donne quatre-vingts pulsations, mais il est très-petit.

De plus, la malade se trouve dans un état d'amaigrissement extrême, ses yeux sont enfoncés dans leurs orbites et le corps est décharné.

Le soir du même jour le délire continue et est même

plus accentué, la patiente se trouve dans un grand état de faiblesse. Nous nous demandâmes si ce retour du délire n'était pas la conséquence de l'état d'inanition dans lequel se trouvait la malade, état où l'avait réduit ses épistaxis du début, l'intolérance de son tube digestif à l'égard de toute alimentation, l'intensité de de la consomption fébrile. Nous ajoutons que la malade, quand elle fut surprise par son affection, était déjà dans un grand état de faiblesse, amené par les soins qu'elle avait donnés pendant trois semaines à sa fille qui avait la même maladie.

Nous essayâmes la potion de Todd et nous fîmes administrer du bouillon donné par cuillérée aussi souvent que possible.

Grâce à cette médication, le délire disparut complètement au bout de deux jours et la malade entra définitivement en convalescence.

Délire par alcoolisme. — Le délire par alcoolisme, délire qu'on peut observer dans toutes les affections aiguës chez les individus adonnés aux boissons fermentées est quelquefois le premier symptôme de la d'othiénentérie, la première manifestation de l'intoxication typhique. Vous êtes appelé auprès d'une personne qui est prise d'un délire qui a toutes les apparences d'un délirium tremens, tandis qu'en définitive, vous êtes en présence d'une fièvre typhoïde à son début, et, dans ce cas, l'éveil ne peut être donné que par les épidémies régnantes.

Mais si la maladie est déjà assez avancée pour donner les éléments suffisants d'une fièvre typhoïde, est qu'alors seulement éclate le délire, ce qui est le

cas ordinaire, ce délire présentera comme particula-
rité, des agitations, des hallucinations terrifiantes,
accompagnées d'une température peu élevée. Enfin
on prendra en grande considération les antécédents
du malade. En tout cas, ce délire ne se fera pas atten-
dre longtemps, la soustraction d'un stimulant habituel
en explique suffisamment la raison.

Autres délires. — Les autres délires ne pourront être
diagnostiqués, quant à leurs causes, que par une étude
approfondie, des symptômes présentés par le malade
et la découverte de quelque complication cachée où
l'intensité de quelque accident élucidera quelquefois
la question

IV

PRONOSTIC.

L'apparition d'un délire intense dans le cours d'une
fièvre typhoïde passe pour être toujours une complication grave. Cette opinion est trop absolue car la
la valeur de ce symptôme, au point de vue du pronostic, varie beaucoup suivant les circonstances
dans lesquelles il se produit, et suivant les accidents qui l'accompagnent.

Cependant en thèse générale, un délire violent,
continu, accompagné d'une fièvre intense est plus
menaçant qu'un délire vague et tranquille, sans grande
accélération du pouls.

Une circonstance particulièrement redoutable, c'est
l'association au délire d'autres accidents nerveux,
crampes, convulsions, etc.; en effet, cette réunion de
symptômes annonce un trouble cérébral très-profond.

Le délire peut diminuer de violence et s'apaiser

entièrement, sans que cela soit nécessairement d'un augure favorable, Quand il fait place à un sommeil doux et réparateur, il y a bien des chances, il est vrai, pour que le malade soit rendu à la raison à son réveil et que l'issue de l'affection soit favorable. Mais quand au contraire, le délire cesse sans que l'exercice des facultés intellectuelles se rétablisse et qu'il est remplacé par de l'abattement et du coma avec soubresauts des tendons, etc., cet ensemble de symptômes doit faire craindre une fin prochaine, car il pent être le prélude de l'agonie. Mais lorsque par une étude approfoudie de la maladie on sera parvenu à démêler à quel délire l'on affaire, le pronostic, au point de vue de ce symptôme, pourra se faire avec certitude.

Si le délire est dû à l'intoxication du sang, à la grandeur de la combustion fébrile , le pronostic sera réservé car ici ce ne sera pas tant le délire qui donnera les indications pronostiques, que les symptômes accompagnant le délire.

Le délire est-il dû à une méningo-encéphalite certaine, le pronostic sera fâcheux.

Le délire anémique sera d'un pronostic plus favorable vu l'efficacité du traitement.

Le délire alcoolique est plus effrayant que dangegereux. Enfin les autres délires varieront en gravité suivant la gravité même des causes qui les auront engendrés.

TRAITEMENT.

Dans les cas ordinaires, l'existence seule du délire ne fournit pas d'indications thérapeutiques spéciales dans la fièvre typhoïde. On agit contre cette maladie suivant l'ensemble des symptômes de l'affection, et selon la prédominance de quelque phénomène.

Mais si c'est le délire qui est ce phénomène prédominant, si c'est le délire qui, par son intensité ou par son apparition insolite vient à donner des inquiétudes, c'est contre lui qu'il faudra chercher des armes, et les moyens de le combattre varient suivant la cause qui lui a donné naissance.

Nous basant sur la division générale des délires en délires hypersthéniques et en délires asthéniques, division qui a été donnée par M. le professeur Gubler, nous pourrons avec notre maître résumer en quelques mots le traitement de ce symptôme.

Le délire est-il hypersthénique, c'est-à-dire y a-t-il surexcitation du système nerveux due à un afflux plus considérable du sang sur les centres encéphaliques, comme cela arrive chez les individus sanguins, chez ceux pris de méningite : dans ce cas, administrez les antiphlogistiques.

Le délire est-il au contraire asthénique, c'est-à-dire y a-t-il perversion des facultés mentales, rupture de l'équilibre intellectuel amenées par manque de sang, par insuffisance de stimulus ? dans ce cas, administrez l'alcool, l'opium.

Opium. — Dans ces derniers temps, de nombreuses tentatives ont été faites pour introduire dans la thérapeutique des délires chroniques partiels ou généraux, l'opium et les solanées vireuses ; de très-notables résultats ont été obtenus. N'est-il pas possible d'étendre aux délires aigus avec fièvre les bienfaits de cette médication ? Si l'on se représente que l'opium détermine la somnolence en congestionnant le cerveau, il paraîtra peu rationnel de recourir à lui, précisément dans les cas où cet organe est le siége d'une vive hyperémie. Mais les faits sont là pour juger la question. Le docteur Limousin, de Bergerac, rapporte une dizaine d'observations de fièvres typhoïdes avec délire, où ayant administré de l'opium à forte dose, le délire ne manqua pas de disparaître (*Revue médicale*). Ces délires étaient ordinairement des délires agités, furieux. Forget s'élève aussi contre l'injuste proscription à laquelle les médecins aliénistes français ont pendant longtemps condamné cette médication, par la crainte chimérique des effets congestifs qu'elle peut produire. Non-seulement, dit le savant professeur, je n'hésiterais pas pour ma part à traiter par l'opium le délire nerveux par excellence, mais je pourrais rapporter quelques faits de délires maniaques domptés pour ainsi dire par l'opium à dose narcotique. Forget a communiqué un cas de fièvre typhoïde, avec délire violent et prolongé, et dans lequel le délire a cédé avec une grande promptitude à l'emploi de l'opium. Voici cette observation :

Une jeune dame nerveuse est prise, le 4 novembre 1854, après un refroidissement, de céphalalgie, courbature, mouvement fébrile, langue saburrale, anoréxie, constipation.

Après quelques jours de ces symptômes, on administre de l'eau de Sedlitz.

La fièvre continue, la malade garde le lit ; de la somnolence avec subdélirium apparaît et s'exaspère vers le soir. Puis surviennent tous les symptômes de la fièvre typhoïde, diarrhée, gargouillement et douleur dans la fosse iliaque droite, etc...

Cependant le délire s'accroît chaque jour davantage, et, vers le dix-huitième jour, il prend la forme de manie furieuse et prolongée. Trois personnes suffisent à peine pour contenir la malade qui s'agite violemment, et qui, par ses vociférations, met en émoi tout le voisinage.

Forget va droit au but et prescrit de l'opium, 10 centigrammes d'extrait thébaïque dans une potion à prendre par cuillerées, de quart d'heure en quart d'heure.

Au bout de deux heures, le délire persistant avec des rémissions cependant, il prescrit une nouvelle potion, dont la malade prend encore la moitié.

L'exaltation tombe, un sommeil calme s'établit, le pouls est régulier et donne 90 pulsations par minute ; la peau est tiède.

Le lendemain, le sommeil dure encore. Vers midi, la malade se réveille avec un peu de délire tranquille. Le reste de la potion est administré.

Nouveau sommeil, qui dure toute la journée du lendemain ; et ce n'est que le surlendemain que la malade se réveille dans une douce quiétude.

Quelle autre médication, dirons-nous avec Forget, eût fait mieux et surtout plus promptement, à partir de l'administration du remède !

M. le professeur Lereboulet a vu souvent l'opium réussir entre ses mains. Selon lui, ce médicament agirait surtout dans les cas où le délire est violent, et où la température présente des irrégularités.

Nous regrettons de n'avoir pu suivre notre maître de plus près ; néanmoins, les quelques apparitions que nous avons faites à son service, nous ont permis de constater l'efficacité de l'opium contre le délire, et nous avons observé le cas suivant :

Sagoul, soldat au 77ᵉ de ligne, entre à l'hôpital du Val-de-Grâce, le 1ᵉʳ novembre. Il nous dit que son mal date de huit jours, époque à laquelle il fut pris de courbature, céphalalgie, tintements d'oreille, vertiges, épistaxis répétées.

Nous le trouvons aujourd'hui dans l'état suivant :

Il a la face vultueuse, la langue rouge. Fatigue extrême, céphalalgie intense. Selles au nombre de deux. Le ventre n'est pas ballonné, pas de gargouillement dans la fosse iliaque droite, pas de douleur à la pression, pas de taches rosées lenticulaires sur le corps ; en un mot, l'affection n'est encore qu'à son début.

Le 7. La maladie est en pleine évolution : le patient est dans la prostration, langue recouverte d'un enduit blanchâtre, nausées, diarrhée ; selles, au nombre de 5 à 6 par jour. Dans la fosse iliaque droite, on produit par la pression de la douleur et du gargouillement.

Il n'y a pas de taches rosées sur l'abdomen.

La respiration du malade est accélérée ; on entend dans sa poitrine des râles de bronchite. Températ. du matin 39°, celle du soir, 39°,6.

Prescrip. : — Bouillon, limonade tartrique, potion avec alcoolat. d'aconit 2 grammes ; créosote, 4 gouttes.

Lavement avec bismuth 6, ratanhia 4, mucil. gom., 250 grammes.

Le 8. Mêmes symptômes. Tempér. M. 39°,4. S. 40. Même traitement.

Le 9. La nuit a été agitée ; le malade a voulu se lever plusieurs fois. Ce matin, il est encore plongé

dans les rêvasseries. Temp. : M. 39°2. S. 39°,6.
Même traitement.

Le 10. *Id.* Tempér. : M. 38°,8. S. 39°,8.

Le 11. *Id.* Tempér. M. 39°. S. 40°,2.

Le 12. Délire très-agité pendant la nuit, et continuant encore ce matin. Tempér. M. 39°,2. S. 49°,2.

La potion à l'alcoolature d'aconit est remplacé par une potion contenant :

        Ext. de q.q., 5 grammes.

        Ext. gom. d'opium, 0,05 centigrammes.

Le 13. Le malade a été moins agité que la veille.
Même potion : Tempér. M. 39°,6. S. 39°,4.

Le 14. Le malade a dormi une partie de la nuit. Il délire encore, mais il n'est plus agité.
Tempér : Mat. 39°. S. 39°,4.
Même traitement.

Le 15. Nuit calme. Le malade répond aux questions qu'on lui pose. Tempér. M. 38°. S. 38°,8.
Même traitement.

Le 16. Le malade est calme. Les symptômes de la fièvre typhoïde sont dans toute leur intensité.
Tempér. M. 37°,6. S. 39°,6.
On suspend l'opium.

Le 17. Le malade est plus agité. Deux fois pendant la nuit il voulait se lever.
Tempér. M. 39°. S. 39°,8.

Le 18. Continuation du délire agité.
Tempér. M. 38°,8. S. 40°.
Administration de la potion opiacée.

Le 19. Le malade est plus calme.
Tempér. M. 38°. S. 38°,6.
Même potion.

Le 20. Le malade a dormi toute la nuit ; ce matin, la somnolence continue.

Tempér. M. 37°,6. S. 39°,4.

Même potion.

Le délire continue ainsi pendant plusieurs jours.

L'administration de l'opium le calmait invariablement.

Le malade guérit.

Alcool et toniques. — Lorsque le délire est dû à l'anémie, à l'inanition, que ferons-nous?

Laissons la parole à Trousseau (*Clin. médic.*, t. I, p. 357) : « Si le délire paraît être sous la dépendance de l'anémie, d'un état de faiblesse, il faut le combattre par une médication tonique et stimulante. Et ce que nous avançons ici est si vrai, qu'à mesure que les forces physiques se relèvent sous l'influence d'une bonne alimentation, le délire cesse, l'intelligence reprend son activité regulière.

Dans de pareilles circonstances, ce serait une grave erreur que de recourir, en vue de phénomènes inflammatoires ou congestifs, à un traitement antiphlogistique, qui aggraverait la situation. N'oubliez pas ce point capital : il est indispensable d'agir avec une excessive prudence pour ne pas outrepasser une juste mesure. Le régime, tout en étant essentiellement tonique et réparateur, doit être rigoureusement réglé dans les limites de la tolérance des fonctions digestives ; il ne faut pas aller trop vite, quelque désir que l'on ait d'aller promptement. Si les aliments dépassent une certaine quantité, et cette quantité est subordonnée à la capacité digestive de chaque individu, les accidents gastro-intestinaux s'exaspèrent, loin de se calmer ; les vomissements continuent et augmentent, la diarrhée prend une plus grande intensité, une plus grande fréquence, et le malade succombe aux effets de ces indigestions qui se répètent à chaque instant. »

On sera donc très-circonspect dans l'administration des aliments : on donnera au malade du vin de quinquina, des potions de Todd, du bouillon, etc.

L'alcool rendra aussi de grands services dans le délire prévu qui survient chez les alcooliques : ce délire étant dû à la privation d'un stimulant, dont la cellule nerveuse ne peut plus se passer sans danger, disparaîtra, quand on aura rendu à la cellule ce stimulant, devenu pour elle une condition de fonctionnement régulier.

Hydrothérapie. — Les affusions d'eau froide avaient déjà été employées dès le siècle dernier, mais c'est surtout dans ce siècle qu'on les a préconisées.

Chomel, dans sa clinique médicale dit : l'eau froide ou tiède en affusion sur tout le corps, et spécialement sur la tête, modère la chaleur, et donne à la peau une souplesse qu'elle conserve quelque temps.

Trousseau, Grisolle et Beau préfèrent les lotions faites sur la peau avec des éponges, et suivies de frictions avec un linge sec. A ces ablutions succèdent un abaissement de la température, une diminution de la soif et du malaise, l'abaissement du pouls et un sentiment de bien-être tellement évident, que les malades réclament eux-mêmes de nouvelles ablutions.

Les bains tièdes, à 33° centigrades. diminuent la chaleur, accroissent les sécrétions, et procurent au malade un mieux bien marqué.

Les douches et les bains en pluie à 22°, pourront rendre de grands services dans un délire typhique bien prononcé (*Gaz. des hôpit., an.* 1847).

En lisant ces lignes, on est convaincu de l'utilité des affusions froides, des bains tièdes et même des douches dans le délire comateux, dans le délire tranquille, si fréquent dans la fièvre typhoïde et dû à une haute température : c'est en abaissant la température que l'hydrothérapie fait disparaître le délire.

Les antiphlogistiques, tels que la digitale, le sulfate de quinine, sont indiqués contre le délire hypersthénique et congestif car ils diminuent la phlogose cérébrale. La saignée serait indiquée contre le délire méningitique; mais quand on considère d'une part la difficulté du diagnostic de cette complication, et d'autre part les résultats désastreux obtenus par la médication spoliative (saignée) dans la fièvre typhoïde, maladie à longue échéance, et où les forces du malade doivent être ménagées, on comprend que, dans la plupart des cas, on s'abstienne d'intervenir énergiquement, et l'on se contente d'appliquer sur la tête du malade une vessie remplie de glace.

Enfin, pour les autres délires, ce sera toujours la cause génératrice de ce symptôme, qui donnera les indications thérapeutiques : *Sublata causa, tollitur effectus.*

9 782016 196953